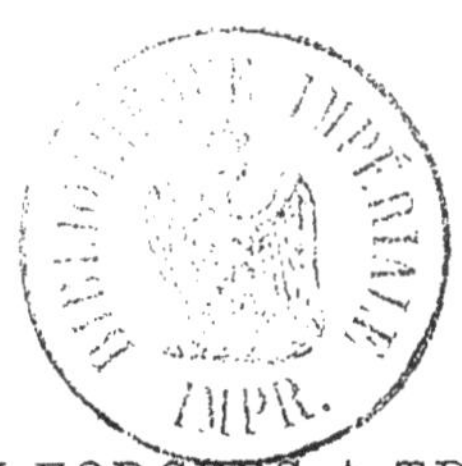

DU FORCEPS A TRACTIONS SOUTENUES

DANS SES RAPPORTS AVEC M. DELORE.

DU FORCEPS

A TRACTIONS SOUTENUES

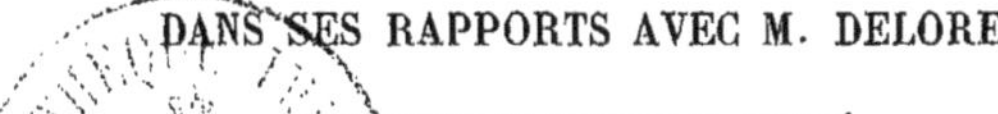

DANS SES RAPPORTS AVEC M. DELORE

CHIRURGIEN EN CHEF DE LA CHARITÉ

PAR

M. CHASSAGNY

De Lyon.

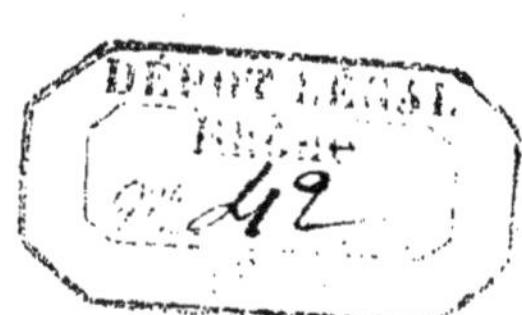

LYON

IMPRIMERIE D'AIMÉ VINGTRINIER

RUE BELLE-CORDIÈRE, 14.

1867

DU FORCEPS

A TRACTIONS SOUTENUES

DANS SES RAPPORTS AVEC M. DELORE

Chirurgien en chef de la Charité.

Souvent une cause est mieux servie par ses adversaires qu'elle ne saurait l'être par ses défenseurs les plus dévoués, lorsqu'après avoir subi les épreuves d'une discussion sérieuse et approfondie, une idée nouvelle ne se heurte plus qu'aux violences de la passion on peut croire que son triomphe définitif est proche ; et lorsque pour la combattre on arrive à mettre de côté toute réserve et à oublier même le respect dû à la vérité, plus les attaques seront violentes, plus elles descendront de haut, mieux elles serviront la cause du progrès, mieux elles entraîneront les convictions de ceux que la discussion scientifique n'aurait encore qu'ébranlés.

En me plaçant à ce point de vue, la méthode des tractions soutenues a trop à gagner aux attaques de notre honorable confrère le docteur Delore, pour que, négligeant un aussi sérieux moyen de propagande je ne donne pas toute la publicité possible au nouveau débat qu'il vient de susciter.

Je croyais en avoir fini avec toutes les questions irritantes et personnelles et au moment ou j'espérais me recueillir pour un travail sérieux, le *Journal de médecine de Lyon* m'apportait dans son n° du 1er juin 1867 *un Essai sur le forceps considéré au point de vue historique et critique*, par M. Delore. Ce travail n'était autre chose que la reproduction d'une leçon sur le forceps faite par M. Delore dans son cours d'accouchement.

Certainement je n'avais pas à redouter l'impression produite sur l'esprit des lecteurs lyonnais, les élèves étaient trop en mesure de se former eux-mêmes une conviction, je savais trop d'ailleurs comment ils avaient jugé la leçon du savant professeur et j'aurais certainement gardé le silence, si je n'avais pas eu à penser aux nombreux lecteurs étrangers à notre ville qui ne pouvaient contrôler l'exactitude des faits et des assertions graves que contenait le travail de notre honorable confrère. Je dus donc surmonter la répugnance que j'éprouvais à affronter un nouveau débat et le *Journal de médecine de Lyon* contenait dans son n° du 15 juillet 1867 la lettre suivante :

A Messieurs les rédacteurs du JOURNAL DE MÉDECINE DE LYON.

Messieurs et très-honorés confrères,

J'ai lu avec le plus vif intérêt le travail qu'a publié M. Delore dans le dernier numéro du *Journal de médecine de Lyon* sur le forceps considéré au point de vue historique et critique.

Certainement je ne m'attendais pas à trouver dans ce travail des appréciations empreintes de bienveillance à mon endroit, et l'idée ne me serait pas venue de réclamer, si je n'avais eu qu'à constater une fois de plus le peu de sympathie que mes travaux ont su inspirer à M. Delore, mais j'y ai trouvé des allégations contre lesquelles il m'est impossible de ne pas protester.

Qu'après avoir soulevé une question de priorité entre M. Joulin et moi et l'avoir tranchée en ma faveur, M. Delore insinue plus loin que l'action de tirer sur le forceps par l'intermédiaire de cordes ou de lacs était avant moi une chose presque vulgaire, je n'y aurais rien à dire, et de plus je serais heureux que dans l'intérêt de la science et de l'humanité M. Delore pût faire une généalogie à ma méthode, car s'il en trouvait des traces dans Hippocrate ou dans Celse ou dans quelque autre auteur plus ou moins oublié, son argumentation serait certainement moins sévère.

Qu'après avoir constaté que *j'ai parfaitement fait ressortir les avantages du forceps non croisé;* qu'après avoir lui-même reconnu que *ce forceps n'expose pas au décroisement, que l'articulation se fait facilement et surtout qu'il se produit un écartement moins considérable des extrémités des cuillers lorsque la tête est saisie, suivant ses grands diamètres ou qu'elle est volumineuse*; qu'après tout cela M. Delore ne constate qu'une *supériorité théorique*, qu'après avoir constaté que *les forceps non croisés ont besoin de moins de courbure que les autres*, et d'un autre côté *qu'une courbure trop forte a cet inconvénient que si l'instrument glisse sur la tête, la portion la plus cintrée n'est plus en rapport avec cette tête et peut léser les organes maternels en leur présentant un écartement trop considérable*, en même temps que les extrémités pourront léser et même fracturer la tête, comme M. Delore l'a expérimentalement démontré dans son *Traité de mécanique obstétricale*; qu'après ces considérations M. Delore croie devoir proscrire l'instrument qui réalise tous ces avantages et adopter celui auquel il a reconnu tous ces défauts, je n'ai rien à y voir, je ne suis pas professeur de logique.

Qu'après avoir constaté que *la traction continue telle qu'elle se fait avec mon appareil ou avec celui de M. Joulin est supérieure à la traction manuelle sous deux rapports : d'abord parce qu'elle exige des efforts moins grands, ensuite parce qu'elle paraît mieux supportée par les femmes*; qu'après cela M. Delore donne la préférence à cette traction manuelle qui est *essentiellement irrégulière*, je n'ai rien à dire, je n'ai pas mission de mettre M. Delore d'accord avec lui-même.

Qu'après avoir fait table rase des instruments compliqués qui ont été créés pour faire l'opération de la cataracte, de la taille ou de la trachéotomie, M. Delore, en *vrai* chirurgien, se contente pour pratiquer ces opérations d'une pince et d'un bistouri, je l'en félicite, il arriverait même avec ces instruments primitifs à pratiquer le trépan ou la lithotritie que je n'y mettrais pas obstacle.

Que M. Delore voie *un danger sérieux dans la saillie de l'anneau coulant de mon forceps*, qu'il insinue que *ce coulant peut déchirer les parties latérales de la vulve et du vagin*, je laisse au bon sens de mes confrères de juger le mal que peut faire une partie parfaitement lisse, ayant deux centimètres d'épaisseur, six centimètres de largeur, s'engageant lentement, sans violence, sous la direction du doigt de l'accoucheur, et s'engageant de quelques centimètres seulement dans des parties molles qui quelques minutes plus tard vont livrer passage à un corps de 30 centimètres de circonférence. Il me semble tout à fait oiseux de constater que ni moi ni personne n'ont jamais vu ces lésions.

Si M. Delore avait dit que les cordons de traction peuvent presser fortement le vagin à droite et à gauche contre les arcades du pubis et y produire des déchirures, je n'aurais certainement pas eu la pensée de réagir contre les hypothèses de notre honorable confrère, je lui aurais laissé toute sa liberté d'appréciation et je me serais bien gardé de constater que ces lésions n'ont jamais existé que dans son imagination ; mais M. Delore est allé plus loin et il dit non pas que les cordes peuvent presser mais qu'elles pressent fortement, non pas qu'elles peuvent produire mais qu'elles produisent des lésions, et des lésions parfois graves.

M. Delore comprendra sans doute quelle responsabilité il vient d'assumer, et dès que ces lésions se sont produites il n'hésitera pas, je pense, à me dire où, quand et comment. J'ose espérer qu'il ne me mettra pas dans le cas de tirer les conclusions qui découleraient naturellement de son silence.

Mais en attendant ces explications, je nie de la manière la plus formelle et l'existence de ces désordres et la théorie par laquelle on voudrait en expliquer la genèse. Dans une application de mon forceps, même au-dessus du détroit supérieur, les cordes ne subissent aucune réflexion, ou si elles en subissent une, elle est tout à fait insignifiante. Les malades n'accusent aucune douleur, et d'ailleurs pour l'accoucheur timoré il y aurait un moyen bien simple de faire cesser cette compression, il suffirait de presser légèrement du bout du doigt sur les cordons de traction, ce qui aurait en outre l'avantage, insignifiant à mes yeux, de ramener la traction dans l'axe du détroit supérieur.

Pour éviter toute réflexion des cordons de traction, il suffit de placer les cuisses de la patiente dans l'extension, et quoi qu'en dise M. Delore il n'est pas du tout difficile de la maintenir dans cette position. Il est évident que si l'on faisait une traction un peu énergique en prenant le point d'appui sur des cuisses même légèrement fléchies, au lieu d'attirer la tête, on ne ferait qu'augmenter cette flexion. M. Delore est trop intelligent pour créer cette difficulté et légitimer jamais cette objection, dans le cas où il en arriverait à juger ma méthode autrement que par la théorie.

Cependant, s'il a toujours été facile d'empêcher la flexion des cuisses sur le bassin, il n'en est pas de même pour s'opposer à leur écartement, et c'était, je le reconnais, un des sérieux défauts de mes premiers appareils ; mais ce défaut n'existe plus aujourd'hui, et je regrette que M. Delore ait cru devoir suivre l'exemple de ceux qui aiment mieux critiquer ce qu'avait de défectueux ma méthode à ses débuts que de me tenir compte des efforts que je n'ai cessé de faire pour la perfectionner et surtout pour ne plus demander aux aides ces efforts considérables, nécessaires, suivant M. Delore, pour maintenir un point d'appui dont la stabilité ne laisse aujourd'hui plus rien à désirer.

Il est une autre allégation à laquelle je ne puis m'empêcher de répondre : M. Delore prétend que la continuité de la traction est dangereuse pour le fœtus, je lui ferai observer que sous ma plume, ma méthode n'a jamais été la méthode de la traction continue, mais bien celle de la traction *soutenue*, et que je recommande par-dessus tout d'éviter et pour la mère et pour l'enfant ces efforts non interrompus que l'on voudrait me reprocher en dénaturant jusqu'au nom que j'ai donné à ma méthode. Si cette cause ne peut pas être invoquée pour expliquer une mortalité qui suivant quelques personnes serait plus grande que par les moyens ordinaires, il est une autre explication beaucoup plus rationnelle, c'est que, tant que la méthode des tractions soutenues sera considérée comme une méthode exceptionnelle destinée à n'être employée qu'après l'impuissance constatée des autres moyens, il sera tout naturel de mettre la mort sur le compte de la gravité des cas, et souvent encore de l'attribuer aux tentatives faites pour constater son utilité ; j'ai trop souvent entendu manifester cette opinion pour que je ne regrette pas de n'avoir pas toujours rencontré et cette franchise et cette logique.

Veuillez agréer, etc. CHASSAGNY.

A la suite de cette lettre était insérée la réponse suivante de M. Delore.

En esquissant l'historique du forceps je devais m'attendre à voir M. Chassagny saisir avec empressement l'occasion de parler une fois de plus de l'appareil compliqué dont il est l'inventeur, sous prétexte qu'il était peu satisfait d'une appréciation que j'avais crue empreinte de mesure et de réserve.

Je n'ai point à m'expliquer sur les prétendues contradictions dont M. Chassagny m'accuse. Est-ce ma faute si le forceps ordinaire, malgré ses défauts, est encore supérieur au sien ?

M. Chassagny demande où j'ai puisé cette indication que

les liens étaient employés avant lui ; j'ai déjà cité le volume du congrès de Lyon, 1864, page 559.

J'ai reproché aux cordes et au coulant de couper et de déchirer gravement la vulve et le vagin. Cette assertion est l'expression exacte des faits.

Plusieurs fois le système de M. Chassagny a été employé à la Charité, depuis deux ans, dans aucun cas il n'a donné un seul résultat satisfaisant. Sous mes yeux c'est le dernier modèle qui a été essayé ; du moins je le crois, car l'inventeur, tout en disant son appareil parfait, s'attache à le perfectionner chaque jour.

On croirait à entendre M. Chassagny qu'avec ses instruments on réussit toujours ; cette opinion changera le jour où pour l'édification de l'opinion publique on connaîtra mieux certaines observations publiées déjà, ou d'autres inédites, comme celles :

D'une femme de la rue des Macchabées, chez laquelle le forceps de M. Chassagny ayant échoué, on pratiqua avec succès la version. Au mois de mai de cette année la femme a accouché spontanément.

D'une femme de la rue du Commerce, ayant un rétrécissement du détroit supérieur de 8 à 9 centimètres, qui fut accouchée avec succès complet en 1866 avec le forceps ordinaire et chez le fœtus de laquelle le forceps de M. Chassagny produisit une fracture fronto-pariétale droite mortelle, en 1867.

De la femme Bouvier, actuellement, 89, avenue de Saxe, qui à la suite d'une application de forceps de M. Chassagny a eu vraisemblablement une rupture du bassin et est atteinte en ce moment d'un prolapsus utérin incurable. Une hémorrhagie considérable eut lieu pendant les tractions qui durèrent trois heures, sans interruption.

Enfin, d'une femme de la Maternité, dont le vagin fut profondément coupé par les cordes et déchiré par le coulant et dont les symphyses furent rompues. Heureusement je n'étais pas seul pour supporter la lourde responsabilité de cette désastreuse application du forceps de M. Chassagny, qui m'a laissé une impression telle que je ne l'emploierai plus et que je n'oserai conseiller à personne de l'employer. X. Delore.

Le début de cette note de M. Delore prouve de la manière la plus évidente que notre honorable confrère avait parfaitement prévu le débat qu'il avait sciemment provoqué pour trouver l'occasion de dire son dernier mot.

Il est, je crois, difficile d'affirmer plus hautement la volonté absolue de fuir une discussion scientifique, et l'on ne saurait être plus violent au fond, plus cassant dans la forme ; aussi personne ne pourrait comprendre la position prise par notre confrère sans savoir ce qui s'était passé au comité de rédaction du journal.

Après avoir admis ma lettre, les membres de ce comité, dont M. Delore fait partie l'avaient engagé à faire une courte réponse pour clore un débat qu'ils avaient vu susciter avec autant de peine qu'ils éprouvaient de répugnance à le voir prolonger davantage.

Dès lors M. Delore était maître de la situation ; puisqu'il allait clore la discussion c'était par un coup de massue qu'il allait m'anéantir.

Mais fort heureusement M. Delore avait compté sans l'esprit d'équité et sans la loyauté de ses collègues de la rédaction, mon droit de réponse ne fut pas même contesté.

Le n° du 1er juillet 1867 contenait une seconde lettre ainsi conçue.

DEUXIÈME LETTRE.

Messieurs et très-honorés confrères,

Dans un débat qui a eu pour point de départ un travail portant pour titre : *Du forceps au point de vue historique et critique,* M. Delore ne trouvera sans doute pas mauvais que je me place au même point de vue pour examiner ses convictions à l'endroit du forceps et surtout de mon forceps.

Le 20 mai 1861 j'eus occasion d'appliquer mon appareil, à la Charité, dans un cas où les efforts réunis de MM. Berne et Delore venaient d'aboutir à un résultat tout à fait négatif ; la manœuvre fut si facile, la terminaison si prompte, la cause de l'insuccès si bien démontrée par le brusque changement de direction imprimé dès les premières tractions aux manches du forceps, que malgré son peu de disposition à l'enthousiasme, M. Delore ne put retenir cette exclamation : « *Monsieur, c'est admirable.* »

Depuis j'eus l'honneur d'être appelé à l'Hôtel-Dieu par le docteur Perroud, médecin de la salle des Femmes en couches ; il s'agissait d'une application de forceps chez une femme qui pour un accouchement antérieur avait subi la crâniotomie ; M. Delore, chargé du service chirurgical de la salle, ne crut pas, malgré le refroidissement de ses sympathies, pouvoir s'opposer au désir manifesté par MM. Perroud, Ollier, Gayet et un grand nombre d'internes, d'être témoins d'une application de ma méthode, il se chargea lui-même de cette application et, je dois le dire, quoiqu'il ne fût pas initié à la manœuvre d'un instrument, suivant lui, compliqué, difficile, dangereux et qui lui inspirait déjà les plus vives répulsions, M. Delore ne s'en tira pas trop mal et s'en tira même si bien, qu'il dut réagir contre les marques d'approbation que lui attirait cette opération, en déclarant qu'elle ne présentait aucune difficulté ; ce que je m'empresse de reconnaître avec lui, tout en constatant néanmoins qu'elle ne saurait évoquer dans la pensée des assistants aucune des idées de violence et de dangers que constate aujourd'hui M. Delore ; j'ajouterai que c'est après cette application que mon forceps fut acquis par l'Hôtel-Dieu.

Quelle a donc été l'origine des nouvelles convictions de notre honorable confrère ? M. Delore, qui ne professe pas plus de respect pour l'art des transitions que pour la logique, va nous l'apprendre en citant quelques observations que j'examinerai succinctement.

Mais avant tout M. Delore me prête une monstrueuse absurdité : j'aurais, dit-il, prétendu que mon forceps réussissait toujours ; or si j'ai pu dire que la version ne pouvait avoir le privilége de faire passer un câble dans le trou d'une aiguille, il faudrait, je crois, me supposer bien brouillé avec le bon sens pour me faire accorder cette puissance à un forceps, quel qu'il puisse être.

J'ai dit seulement que mon forceps était supérieur aux forceps ordinaires comme instrument de préhension ; et comme instrument de traction, j'ai montré dans ma dernière lettre que je ne pouvais mieux l'établir qu'en empruntant à M. Delore lui-même son argumentation.

J'ai établi théoriquement qu'il devait réussir plus souvent que les autres forceps, et l'expérience a largement confirmé ces prétentions. J'ai dit enfin que dans les cas graves où j'aurais à constater son impuissance, cette constatation serait achetée moins chèrement que par les procédés habituels.

Après cette déclaration de principes, qui du reste n'a jamais varié, les faits *écrasants* que m'oppose M. Delore perdront sans doute, même à ses yeux, une grande partie de leur importance. Quelques-uns de ces faits me sont personnels, d'autres appartiennent à des confrères, je les discuterai dans l'ordre où ils ont été donnés.

Le premier est relatif à une femme de la rue des Macchabées; j'assistais dans cette circonstance le docteur Chabalier. La tête était au-dessus du détroit supérieur avec absence complète d'engagement; le forceps lâcha prise et la version fut faite avec un succès complet pour la mère et l'enfant. Plus tard cette même malade accoucha spontanément.

Je félicite bien sincèrement M. Delore s'il n'a jamais vu le forceps lâcher dans de semblables circonstances, quant à moi j'avoue humblement que malgré les expériences du passé, je ne me crois pas en mesure d'éviter toujours cette pierre d'achoppement. Cependant je dois dire que dans l'espèce, j'avais eu le tort de ne pas faire fixer solidement la tête au-dessus du détroit supérieur, et, dussé-je rougir une fois de plus devant M. Delore de ne pas avoir fait ma méthode d'un seul jet, je suis forcé de convenir que j'employais dans ce cas un nouveau modèle de forceps auquel je reconnus un défaut que je m'empressai de faire disparaître, et j'ai encore aujourd'hui la faiblesse de croire que notre humaine nature ne saurait prétendre à la perfection et surtout à la perfection d'emblée ; et puisque j'en suis aux confessions j'ajouterai que nous pourrions peut-être, mon honorable confrère et moi, nous reprocher un peu trop de précipitation, excusée cependant par quarante heures de souffrances de la malade.

Quoi qu'il en soit, il paraît que l'impression produite par ce fait sur l'esprit de notre honorable confrère le docteur Chabalier n'a pas été bien fâcheuse, puisqu'il n'a pu lui faire oublier que ses convictions à l'égard de ma méthode reposaient sur le raisonnement d'abord, et qu'elles avaient reçu pour lui une sanction pratique dans une circonstance où il avait vu le forceps ordinaire échouer et ma méthode obtenir un succès complet pour la mère et pour l'enfant. Notre honorable et bienveillant confrère m'a donné, du reste, la meilleure preuve que sa confiance n'avait pas été ébranlée, en me fournissant depuis cette époque l'occasion d'un double succès dans un cas excessivement difficile d'application au détroit supérieur.

Je ne cite jamais les cas dans lesquels j'ai pu réussir avec mon forceps alors que mes confrères avaient inutilement tenté les moyens ordinaires. M. Chabalier voudra bien m'excuser de déroger pour cette fois à mes habitudes ; j'ai cru pouvoir le faire parce qu'il avait été mis en cause par M. Delore, et j'espère qu'il ne me désavouera pas.

Quelque nombreux que soient les faits de ce genre, quelqu'appui qu'ils puissent fournir à la cause que je défends, ils ne m'appartiennent pas en propre et je ne me crois pas le droit de m'en servir; ce serait pour mes adversaires un devoir de les rechercher.

Cependant, si je m'abstiens pour les cas où je suis moi-même intervenu, je ne puis être obligé à la même discrétion pour ceux auxquels j'ai été étranger, ou qui ont été livrés à la publicité par leurs auteurs. C'est ainsi que je puis parler du fait cité par MM. Laroyenne et Gayet, d'un accouchement terminé par eux avec la plus grande facilité à l'aide de mon forceps et de mon appareil à tractions après plusieurs applications et plusieurs glissements du forceps ordinaire; ce fait a été présenté à la Société des Sciences médicales dans une séance présidée par M. Delore.

Je citerai encore le fait de M. Pioch, où un semblable succès a été obtenu après un nombre considérable de tentatives avec le forceps classique. C'est depuis cette époque que mon forceps figure à l'arsenal de l'hospice de la Croix-Rousse.

Je ne sache pas que ces confrères aient trouvé ma méthode désastreuse. Je ne pense pas même qu'ils aient conclu qu'il y avait eu pour leurs malades un avantage quelconque ou une nécessité de leur faire subir ces épreuves négatives qui ne pouvaient profiter qu'à la constatation des avantages et de la supériorité de mon forceps. Je citerai enfin des faits analogues de M. Berne; ces faits, antérieurs à sa statistique, n'ont pas été jugés dignes d'y figurer.

Je passe au second fait de la rue du Commerce : Cette femme est accouchée heureusement une première fois avec le forceps ordinaire, et dans un second accouchement pour lequel je fus appelé par les docteurs Bardonnet et Chatelet, l'enfant fut extrait mort avec une fracture fronto-pariétale, suivant M. Delore.

Je ne ferai pas, à mes honorables confrères, l'injure de supposer qu'ils ont pu faire la comparaison que leur prête M. Delore, ils savent très-bien que rien ne ressemble moins à un accouchement qu'un autre accouchement, même chez la même malade; ils savent que souvent les causes de dystocie vont en s'aggravant, que les têtes peuvent être plus volumineuses, plus denses et enfin que les présentations et les positions peuvent varier à l'infini, surtout dans un bassin irrégulier.

Or, il s'agissait, dans l'espèce, d'un bassin oblique ovalaire des mieux caractérisés; l'angle sacro-vertébral très-proéminent était à plus de trois centimètres en dehors et à gauche de la ligne médiane. Cette disposition nous a fait agiter la question de la version, et si nous ne l'avons pas pratiquée tout d'abord, c'est parce que d'après la position de la tête il nous était impossible de savoir comment elle se présenterait au détroit supérieur lorsque cette manœuvre aurait été exécutée.

En effet, elle ne correspondait qu'à une moitié du bassin, la moitié droite, la plus grande; le front était en avant contre la face postérieure de la branche horizontale droite du pubis, l'occiput en arrière logé dans la gouttière sacrée du même côté, la région pariétale droite était en rapport avec le côté latéral droit de l'angle sacro-vertébral, le pariétal gauche avec la fosse iliaque droite; c'était une position excessivement rare, une occipito-postérieure suprà-pubienne et, je le répète, dans une moitié seulement du bassin.

La tête fut saisie de la manière la plus solide par ses deux régions latérales, des tractions excessivement énergiques furent faites pendant près de vingt minutes, y compris quelques temps d'arrêt, et sans avoir obtenu la moindre progression, lorsque la saillie pariétale droite fut complètement effacée, le forceps lâcha prise. La tête s'était échappée par les côtés de l'instrument, et lorsque la malade a été délivrée par la version, on put constater toute la solidité de la prise, et voir qu'il n'y avait point eu de glissement dans le sens de la longueur ; elle avait fui comme un noyau de cerise lancé non pas dans l'axe des doigts mais s'échappant par côté. La saillie de la région pariétale droite qui avait correspondu au côté droit de l'angle sacro-vertébral était complètement remplacée par une dépression profonde au fond de laquelle nous hésitâmes à reconnaître une fracture, mais dans tous les cas cette fracture qui aurait été non pas une fracture fronto-pariétale, comme le dit M. Delore, mais bien une fracture par redressement de la bosse pariétale droite, cette fracture ne fut pas constatée séance tenante par l'autopsie, et je pense que si cette autopsie avait été faite plus tard en mon absence, mes honorables confrères n'auraient pas manqué de m'en faire connaître le résultat.

Du reste, je ne nie pas la possibilité de cette fracture, elle ne prouverait qu'une chose, c'est la gravité de la situation qui est établie par l'axactitude du diagnostic vérifié par l'événement ; en effet, la pression des cuillers du forceps sur les régions latérales de la tête établissent de la manière la plus évidente les rapports du front et de l'occiput avec les parois antérieures et postérieures du bassin, la facilité d'introduire la main dans la moitié latérale gauche de ce bassin complètement libre prouve aussi péremptoirement la position de la tête correspondant avec une moitié seulement de cette cavité ; je pourrais, à ce sujet, invoquer le témoignage de mes honorables confrères et leur demander si, dans des circonstances analogues, ils ont jamais vu faire une version avec autant de facilité.

En présence d'une situation aussi difficile et qui ne s'était certainement pas produite dans le premier accouchement, tout le monde a compris qu'il s'agit non pas de comparer le résultat des deux accouchements, mais bien de connaître l'impression produite sur l'esprit de nos honorables confrères, les docteurs Bardonnet et Chatelet.

Ont-ils, oui ou non, regretté mon intervention? ont-ils pensé que les tractions manuelles auraient été comme les premières fois plus efficaces et plus inoffensives? Je les adjure de se prononcer en toute liberté de conscience, en mettant de côté toute question de politesse et de déférence et en ne considérant que les intérêts sacrés de la science et de l'humanité.

Toutefois, sans préjuger leur réponse, il me sera permis de dire que pendant la durée des tractions, ils ont, à plusieurs reprises, constaté ce fait si obstinément nié par M. Delore, à savoir que le forceps fait corps avec la tête, et à plusieurs reprises ils ont senti l'immobilité et la rigidité de l'extrémité des manches, ils ont constaté que tout effort fait à ces extrémités serait infailliblement transmis à la tête, et, à plusieurs reprises aussi ils m'ont exprimé leur conviction que l'on pourrait produire les plus grands désordres si l'on tentait de les écarter de la direction qu'ils affectaient sous l'influence de la liberté laissée par mon appareil; pour moi c'était un de ces cas rares où tout était merveilleusement disposé pour produire la rupture des symphyses.

Du reste, la malade, dont je n'avais eu de nouvelles que par la réponse de M. Delore, ne paraît pas s'être trouvée très-mal de cette opération si épouvantable, et l'on n'aurait constaté chez elle ni rupture des symphyses, ni ces déchirures profondes par les cordons de traction, ni ces effrayants désordres que produit infailliblement, suivant M. Delore, ce malencontreux anneau coulant de mon forceps. J'ai su depuis que les suites de couches avaient été des plus simples et des plus naturelles.

Abordons maintenant les faits de la Charité. M. Delore, depuis deux ans, n'a pas obtenu un seul résultat satisfaisant : je le crois sans peine, je dirai plus, il n'a pas dû, il n'a pas pu, il n'a pas voulu en obtenir. En effet, mon forceps n'a jamais été appliqué que sur des malades *in extremis*, et dans des cas tellement désespérés que la certitude de compromettre l'instrument ne pouvait pas même être compensée par la plus légère espérance de venir utilement en aide à la malade; ainsi en était-il du cas de cette femme dont le vagin, suivant M. Delore, fut profondément coupé par les cordes et déchiré par le coulant et dont enfin les symphyses furent rompues.

Voilà certes bien des accusations en peu de mots, et tout le monde conviendra qu'un peu moins de laconisme eût été de rigueur. Heureusement le hasard m'a servi et dès le lendemain de cet accouchement, je tenais d'un témoin oculaire, d'un honorable confrère étranger à la Charité, tous les détails nécessaires pour compléter l'observation de M. Delore.

Il s'agissait d'une malade amenée du dehors, alors qu'une série de tentatives avait permis à plusieurs confrères de constater l'impuissance de leurs efforts. De nombreuses applications de forceps avaient été faites infructueusement, on s'était livré à de violents efforts de traction qui ne pouvaient aboutir, puisque la position était compliquée d'une triple procidence d'un bras et des deux jambes, et c'est après ces tractions vigoureuses, après plusieurs échappées de forceps, c'est après les tractions inutilement exercées sur les membres pour faire la version que la malade fut conduite à la Charité, et confiée mourante aux soins de M. Delore, qui après avoir autant que possible refoulé les membres procidents et appliqué sans succès mon forceps, se décida à faire la crâniotomie et termina par la version.

Il est évident, après cet exposé succinct, que l'appréciation de M. Delore rappelle un peu trop le spirituel et profond apologue des animaux malades de la peste, et il faudrait être bien aveugle pour ne pas comprendre que je pourrais facilement décliner toute part de responsabilité dans la mort de cette femme et dans les accidents qui l'ont amenée, que j'aurais de bonnes raisons pour incriminer les manœuvres qui ont précédé son entrée à l'hospice, pour accuser la crâniotomie et peut-être aussi la version. C'est elle, il est vrai, qui a dénoué le drame, elle a été faite avec beaucoup d'habileté, mais elle n'en a pas moins été tentée contre l'avis des médecins consultants, derrière lesquels M. Delore abrite sa responsabilité ; je pourrais enfin invoquer l'opinion du confrère dont je parlais plus haut, lequel pense que de toutes les manœuvres la plus inoffensive a été celle tentée avec mon forceps.

Mais je repousse ce rôle facile et je prétends discuter les lésions constatées par M. Delore.

Les symphyses ont été rompues, il se contente de l'affirmer et oublie de nous dire si cette rupture a été constatée par l'autopsie. Mais cette autopsie eût-elle été faite, que je proteste et je dis : Non, il n'y avait pas, non, il ne pouvait pas y avoir rupture des symphyses, car personne n'admettra que l'instrument qui a pu produire ces lésions ait été impuissant pour terminer l'accouchement, tout le monde sait qu'il faut plus de force pour faire par la violence l'opération de Sigault que pour faire passer l'enfant après cette opération. Tous ceux qui ont eu le malheur d'avoir avec le forceps une rupture des symphyses, n'ont pas été obligés de recourir à la crâniotomie et à la version pour achever leur œuvre.

Maintenant, qu'il y ait eu des déchirures du vagin, je ne le conteste pas, mais je nie absolument qu'elles aient été causées par les cordes et par le coulant de mon forceps. M. Delore ne voit donc pas qu'il se calomnie gratuitement : l'action de ces cordes s'exerce au grand jour, on peut la suivre des doigts et de l'œil, et notre confrère qui était si prévenu contre ces dangers, s'accuse d'une bien coupable négligence s'il a laissé produire toutes ces lésions sans rien faire pour s'y opposer ; et il ne se calomnie pas seul, il accuse en même temps les médecins consultants qui étaient là pour l'assister, pour l'aider physiquement et intellectuellement, pour prendre leur part de responsabilité, mais non pas pour couvrir une aussi regrettable incurie.

Le défi porté à M. Delore de prouver que des lésions ont été faites par les cordes et le coulant de mon forceps subsiste donc tout entier ; mais quelque confiance que puisse m'inspirer sa parole, je ne saurais me contenter de simples allégations, et les nombreux confrères qui ont vu fonctionner mon appareil et qui n'ont jamais constaté ces lésions, exigeront, sans doute, pour modifier leurs convictions, des observations plus rigoureuses, plus authentiques, plus exactes que celles dont on se contente depuis quelques années à la Charité.

Il est un autre fait, à peu près contemporain, sur lequel

je n'ai pas des détails aussi précis, mais il suffit, pour les raisons que j'ai indiquées plus haut, que mon forceps n'ait pas terminé l'accouchement, pour qu'on ne puisse lui reprocher une rupture des symphyses ; je tiens seulement d'un témoin oculaire, que cette application a très peu duré, que M. Delore faisait surtout remarquer aux assistants l'instabilité du point d'appui, mais sans rien faire, bien-entendu, pour en obtenir la fixité ; d'ailleurs, dans le travail qui motive ce débat, M. Delore insiste surtout sur cette instabilité du point d'appui, avec laquelle il est, je crois, bien difficile de faire coïncider une rupture des symphyses que M. Delore n'aurait pas manqué de signaler depuis longtemps s'il yavait eu l'ombre de vérité dans cette assertion. Du reste, ces faits se passaient en novembre 1866, et M. Delore n'a sans doute pas oublié la discussion qui eut lieu le 12 décembre de la même année, à la Société des Sciences médicales, dans laquelle il fut assez à bout d'arguments pour n'en avoir pas négligé de cette force ; personne, je crois, ne sera tenté d'expliquer cette abstention par un sentiment de bienveillance de M. Delore.

On pourrait en dire autant du dernier fait que j'ai réservé à dessein et que je cite textuellement. Il mérite une mention spéciale.

« Il s'agit d'une femme Bouvier, actuellement, 89, avenue de Saxe, qui, à la suite d'une application de forceps de M. Chassagny, a eu vraisemblablement une rupture du bassin et est atteinte en ce moment d'un prolapsus utérin incurable ; une hémorrhagie considérable eut lieu pendant les tractions, qui durèrent trois heures sans interruption. »

Voilà, certes, une observation qui ne brille pas par le luxe des détails, mais il n'en faut pas davantage à M. Delore pour établir qu'il y a eu *vraisemblablement* une rupture du bassin ; cependant, il me semble que la guérison des malades, après ces ruptures, est tellement exceptionnelle, qu'au nom du bon sens le plus vulgaire, et de ce fait seul, que Mme Bouvier aurait pu lui donner elle-même des détails sur son accouchement, M. Delore devrait, au contraire, conclure qu'il est plus que vraisemblable qu'elle n'a pas eu de rupture du bassin. Ce qu'il y a non pas de vraisemblable mais d'incontestable, c'est un esprit de dénigrement systématique qui est poussé assez loin pour faire oublier à M. Delore les conseils de la plus vulgaire prudence.

En effet, puisque M. Delore parle de vraisemblance, il aurait dû savoir que dans un roman, même scientifique, cette vraisemblance doit être avant tout respectée. Or, à qui pourra-t-il faire croire qu'il s'est trouvé un ami assez imprudent, un adepte assez compromettant de ma méthode, pour exercer pendant trois heures, des tractions, *sans interruption* ? De quels assistants débonnaires était donc entouré cet accoucheur pour que, même en présence d'une hémorrhagie considérable, on n'ait pas réclamé cette interruption, pour qu'on ne la lui ait pas imposée ?

Et cependant, pour donner à son récit certaines apparences de vérité, M. Delore a cité un nom et une adresse ; aveuglé par je ne sais quel mauvais génie, il a pu ne pas prévoir que mon premier soin serait d'aller chez cette femme Bouvier, de chercher à voir ce témoignage vivant de l'innocuité d'un procédé dont elle aurait pu supporter trois heures l'application.

Arrivé au n° 89 de l'avenue de Saxe, devant une maison composée d'un étage et d'un rez-de-chaussée, je demande cette dame Bouvier, mais elle n'était connue de personne, et je dus penser que M. Delore avait été victime d'une mystification; défendant pied à pied mes dernières illusions, je m'efforçais de croire qu'il n'avait d'autre tort que d'avoir accepté étourdiment une niaise et stupide calomnie.

Cependant, comme je désirais ne donner à notre collègue qu'un démenti parfaitement motivé, je continuai mes investigations, et à force d'interroger tous les échos d'alentour, je finis par trouver deux voisines qui avaient connu Mme Bouvier, femme d'un cordonnier, laquelle avait effectivement demeuré longtemps à ce n° 89, y avait eu plusieurs enfants et y avait subi une maladie des plus graves. Mais, cette famille avait quitté Lyon depuis deux ans et l'on ne pouvait m'indiquer sa résidence actuelle.

Pour avoir des renseignements plus authentiques je ne pouvais m'adresser qu'à la mairie, et là j'appris que Mme Bouvier était accouchée le 18 août 1860 d'un enfant mâle vivant, le 14 février 1862 d'une fille également vivante, et enfin, le 27 mai 1865, d'un troisième enfant mâle, vivant aussi et bien portant.

Il me semblait, dès lors, que l'intervention de ma méthode n'avait pas dû être aussi désastreuse que M. Delore avait pu le penser, et je me réjouissais déjà du plaisir qu'éprouverait notre confrère à reconnaître une erreur sans doute involontaire, mais pour cela il me fallait retrouver les traces de la malade. Je ne pouvais mieux faire que de m'adresser à l'un des témoins signataires des actes de naissance, et j'appris, en effet, qu'à la suite d'une maladie dont la convalescence avait été très-longue et très-pénible, Mme Bouvier avait quitté Lyon et était allée à Rive-de-Gier, où elle habitait depuis deux ans et où elle jouissait d'une santé parfaite.

Comme ce brave homme ne pouvait me fournir aucun renseignement sur la nature et l'étiologie de la maladie de Mme Bouvier, je me décidai à aller à sa recherche à Rive-de-Gier pour entendre de sa bouche et apprécier *de visu* le degré de culpabilité de mon forceps. Je trouvai cette dame parfaitement bien portante ; elle m'accueillit très-bien, m'apprit qu'elle était accouchée trois fois spontanément sans forceps et deux fois même sans l'aide de la sage-femme, mais qu'elle avait été excessivement malade et à deux doigts de sa perte à la suite d'une révolution causée par un de ses enfants qui s'était fait écraser le doigt par le marteau de son père, battant ses semelles sur le caillou traditionnel.

Après avoir été longtemps traitée à domicile, Mme Bouvier, réduite à la misère, était entrée à l'Hôtel-Dieu où elle avait fait un long séjour et où M. Delore, sans doute, avait constaté l'incurabilité de son prolapsus. Cependant, comme sa santé est aujourd'hui des plus florissantes, elle a pensé que j'étais en quête de l'homme à qui elle doit sa guérison, elle s'est fait un plaisir et un devoir de me donner son adresse, et ce n'était pas celle de M. Delore.

M. Delore comprendra sans doute que sur des sujets aussi sérieux il ne pourrait, sans compromettre sa dignité, continuer plus longtemps de semblables plaisanteries. Il lui en coûte trop peu de désavouer le lendemain ce qu'il a affirmé la veille, pour qu'il hésite à reconnaître que les lésions qu'il a mises sur le compte de mon forceps sont, aussi bien que l'observation de Mme Bouvier, le produit de sa féconde et luxuriante imagination.

Si je devais être trompé dans cette attente, je n'en considérerais pas moins le débat comme terminé. Je rendrais à la science une place qui ne doit être occupée que par la science, l'opinion publique me paraîtrait assez éclairée, je lui laisserais le soin de chercher, pour la conduite de notre collègue, une qualification que je ne saurais trouver moi-même sans cesser d'être parlementaire.

Agréez, etc. M. CHASSAGNY.

Réponse de M. Delore :

La femme Bouvier, dont il a été fait mention dans ma première réponse, habite avenue de Saxe, nº 189 (1), où elle attend la visite de M. Chassagny, qui reconnaîtra, je l'espère, une de ses anciennes patientes.

Quant à l'opérée de la Charité, il ne s'agit point de celle dont un honorable confrère, M. Rivoire, a parlé à M. Chassagny ; il eût été injuste de ma part de faire porter la mort, qui eut lieu le 6 nov. 1866, sur un instrument qui n'a joué qu'un rôle très-effacé dans cette extraction fœtale, pleine de difficultés ; il s'agit d'une femme opérée le 6 novembre avec le dernier modèle de forceps de M. Chassagny, et qui a succombé le 7.

Ces deux observations pourraient être publiées *in extenso*, si désormais il y avait quelque intérêt pour la science ou nos lecteurs.

X. DELORE.

(1) Le 1 de 189 étant détérioré, la personne chargée de me donner ce renseignement avait lu 89. Ainsi s'explique l'erreur commise par M. Chassagny.

Ainsi j'avais été victime d'une mystification, on m'avait envoyé avenue de Saxe, 89, à un domicile où l'on savait très-bien que je ne trouverais plus la femme Bouvier, et si je n'avais pas pu suivre sa trace, si je m'étais borné à dire qu'elle avait quitté Lyon depuis deux ans, on n'aurait pas manqué d'affirmer la sincérité de l'observation, tout en disant que j'avais trop intérêt à ne pas la trouver pour avoir mis beaucoup d'ardeur à la chercher, et le coup aurait été porté, d'autant mieux que M. Delore me répondait immédiatement et que je devais rester quinze jours sous le poids de ses allégations.

Mais heureusement M. Delore s'était encore une fois trompé ; il avait compté sans ma persévérance et il n'avait pas pensé que je relancerais jusqu'à Rive-de-Gier cettte Mme Bouvier apocryphe qui n'avait jamais subi d'application de forceps ; il n'avait pas pensé que je le forcerais à m'indiquer la vraie Mme Bouvier que j'avais pu connaître et qu'il serait dans le cas de porter une double et grave atteinte à la vérité pour expliquer une erreur inexplicable.

En effet, M. Delore nous dit qu'il a été trompé par la personne chargée de lui donner des renseignements et que cette erreur a été causée parce que le n° 1 du 189 était effacé. Or, personne n'a donné de renseignements à M. Delore, il est allé lui-même chez la femme Bouvier et le n° 1 du 189 est aussi intact que les autres chiffres ; du reste, fût-il complètement effacé, les n^os^ du voisinage subsistaient, et lorsque l'on cherche une adresse on sait très-bien si on la cherche dans la série des dixaines ou dans celle des centaines, on ne la trouve qu'à ce prix et toute erreur de ce genre est par conséquent impossible.

Quoi qu'il en soit, je vais connaître enfin cette Mme Bouvier qui a été si rudement éprouvée par mon appareil et, malgré l'accueil que pouvait me faire redouter la note comminatoire de M. Delore, je m'empressai de me rendre chez cette malade qui me reçut avec les démonstrations les plus bienveillantes, et si son nom n'avait pas laissé de traces dans mon esprit, il n'en était pas de même de son accouchement qui m'avait fourni une des observations à laquelle j'attache le plus grand prix.

En effet, Mme Bouvier, accouchée en 1861, était assistée par une sage-femme dont le fils avait fait trois applications de forceps infructueuses; il avait appelé à son aide notre honorable collègue le docteur Gubian, qui, en présence de la gravité du cas, avait fait appeler le docteur Coutagne et avait sans plus de succès tenté une nouvelle application; ces honorables confrères s'étaient alors adjoint le docteur Drutel, et une cinquième tentative avait également échoué.

C'est alors que javais été appelé et malgré les difficultés de la situation j'avais été assez heureux pour dégager à la vulve la tête excessivement volumineuse d'un enfant vivant encore et qui succomba pendant les efforts énormes que nécessita une dystocie des épaules, efforts qui amenèrent une déchirure du périnée et qui peuvent bien expliquer le prolapsus dont souffre aujourd'hui la malade.

Signée par les honorables confrères qui avaient

réclamé mon concours, cette observation avait été recueillie par le docteur Gubian, qui signalait surtout la promptitude du rétablissement et faisait ressortir de la manière la plus bienveillante le service rendu par mon appareil. Elle avait été présentée à l'Académie de médecine, publiée dans le *Moniteur des sciences* et reproduite dans la thèse de notre honorable confrère le docteur Tolichet.

Certainement je devais être surpris et peiné de voir ainsi dénaturer et interpréter avec si peu de bienveillance une observation, mais je pouvais encore espérer que M. Delore n'avait eu que le tort de s'être fait le trop complaisant écho de propos inintelligents, émanant de la malade et de son entourage, de ces pauvres gens qui ne pouvaient s'éclairer du flambeau de la science pour expliquer la mort de leur enfant et le prolapsus utérin de la mère ; mais malheureusement je ne pouvais pas même conserver cette dernière illusion.

En effet, M. Bouvier se rappelle parfaitement toutes les phases de l'accouchement de sa femme, il les décrit avec la plus minutieuse exactitude. Non-seulement il a comparé les deux méthodes au point de vue de l'impuissance de l'une et du succès de l'autre, mais encore il a parfaitement bien compris le mécanisme de la traction soutenue ; il me rappele spontanément un défaut d'engrenage qui se produisit pendant l'opération et qui permit de constater une fois de plus l'inutilité des tractions manuelles reprises pendant que je cherchais à réparer ce défaut de l'instrument ; il s'excuse aujourd'hui de la vivacité avec laquelle il m'avait reproché cette imperfection. Habitué, disait-il, à travailler les métaux, il ne comprenait pas qu'un appareil aussi parfait, quant au principe, pêchât par un vice d'exécution.

Il n'y avait donc dans la famille Bouvier aucun levain d'aigreur et d'irritation, aucune arrière-pensée de récrimination contre ma personne et contre ma méthode ; ces braves gens ne pouvaient se louer assez de notre conduite et de notre zèle dans cette difficile circonstance. De qui donc M. Delore pouvait-il tenir ses renseignements ? M. Jeunet, le fils de l'accoucheuse qui avait assisté la malade, pouvait seul m'édifier à ce sujet. J'appris de lui que dans une consultation, et d'une manière tout à fait incidente, il avait été question d'accouchements et qu'il avait cité à M. Delore le fait de Mme Bouvier comme un cas de dystocie extrême terminée par ma méthode ; il lui avait dit que la malade était atteinte d'un prolapsus utérin, ce qui avait éveillé chez notre honorable confrère le désir le plus vif d'apprécier ce fait *de visu* et aussi de venir en aide à cette intéressante malade. C'est alors que M. Jeunet avait introduit M. Delore chez Mme Bouvier, et il regrette vivement cette visite dont la malade lui a su très-mauvais gré ; il ne comprend pas comment M. Delore a pu formuler contre moi une accusation aussi grave ; il nie énergiquement toute espèce de solidarité.

Ainsi donc, dans cette écrasante observation de Mme Bouvier, il n'y avait de rigoureusement exact que le fait du prolapsus utérin, et c'était l'imagination de M. Delore qui seule avait dû faire les frais de cette hémorrhagie grave, de ces tractions continuées pendant trois heures sans interruption, et enfin de ce diagnostic rétrospectif établissant après six années une rupture des symphyses. On comprend combien la situation s'était aggravée : ce qui n'était que risible dans l'hypothèse d'une Mme Bouvier n'ayant jamais subi d'application de forceps prenait un tout autre caractère dans l'hypothèse d'une observation travestie avec tant de malveillance ; il y avait là non-seulement une question scientifique, mais une question de dignité médicale et de confraternité qui exigeait un examen sérieux et approfondi. Mais qu'allais-je faire ? Ecrirais-je de nouveau dans le *Journal de médecine ?* Je me serais exposé à une nouvelle réponse de M. Delore qui, disposant des colonnes du journal, m'aurait sans doute infligé un nouveau démenti que j'aurais dû supporter encore quinze longs jours ; j'aurais ainsi éternisé un débat aussi pénible pour moi que fastidieux pour les lecteurs du journal. Il était évident que l'affaire ne pouvait être vidée qu'au grand jour, dans un débat contradictoire, en présence des deux parties intéressées.

M. Delore était président de la Société des sciences médicales ; cette Société représentait donc un tribunal naturel et parfaitement compétent ; c'est devant elle que je me décidai à évoquer l'affaire. Cependant, je dois le dire, le fait était si grave que tout en provoquant le débat j'espérais qu'il n'aboutirait pas et je faisais tout ce qu'il était possible de faire pour qu'il ne fût pas entamé.

En effet, j'écrivais à M. Delore pour lui demander

une entrevue dans laquelle j'espérais non pas lui démontrer son erreur, mais lui en faire comprendre les conséquences. Peut-être aurais-je été assez heureux pour l'amener à une rétractation dont ses confrères lui auraient su d'autant plus de gré qu'elle aurait paru plus spontanée. Cette entrevue ne put avoir lieu.

Au début de la séance, avant de prendre la parole, j'adjurai encore M. Delore de reconnaître que depuis la rédaction de sa note il avait pu recueillir des renseignements qui lui avaient démontré l'inexactitude des faits allégués ; je ne pus obtenir cette concession et je dus procéder moi-même à la démolition de l'échafaudage sur lequel reposaient les accusations de notre honorable confrère. Mes démonstrations furent si péremptoires, mes preuves si convaincantes, la réponse de M. Delore ressembla si bien à une rétractation sur toute la ligne, que je pensai acquérir des droits à sa reconnaissance en me contentant de publier dans le journal de Lyon une simple note dans laquelle j'annonçais que le débat entre M. Delore et moi était terminé et qu'après une courte discussion à la Société des sciences médicales, M. Delore s'était empressé de reconnaître qu'il avait été induit en erreur par des renseignements erronés.

M. Delore ne voulut pas accepter cette rédaction, et alors le comité de publicatien du *Journal de médecine* annonçait qu'il se refusait à tout échange de lettres et que pour preuve de son impartialité il publierait le procès-verbal officiel de la séance.

J'acceptai avec empressement cette combinaison, qui me donnait la plus complète satisfaction. Mais au moment de remplir cette promesse, les honorables membres du comité de rédaction avaient réfléchi, et ils trouvaient que leur collègue de la rédaction, que le président de la Société des sciences médicales était trop rudement atteint par cette publication ; des amis communs s'interposèrent et me prièrent d'accepter une rédaction adoucie qui, se bornant à l'exposé des faits, en atténuerait la portée et en ferait disparaître tout ce qui trahissait une évidente hostilité, tout ce qui révélait un parti pris de dénigrement systématique.

Comme je ne m'étais pas proposé de rechercher les intentions de M. Delore et que je désirais seulement établir le mal fondé de ses allégations, je ne crus pas devoir repousser la conciliante proposition de nos bienveillants confrères, et quoique je n'aie donné ma parole qu'en ce qui concerne le *Journal de médecine de Lyon*, je ne la maintiens pas moins dans ce résumé, et c'est par ce procès-verbal atténué que je le termine :

M. Chassagny, après avoir rappelé les principaux incidents de la discussion qui s'est élevée entre M. Delore et lui, à la suite d'un article inséré dans le *Journal de médecine de Lyon*, donne de nouvelles explications sur les faits avancés par son contradicteur comme défavorables au forceps à traction soutenue.

1o Et d'abord M. Chassagny rappelle l'observation de cette malade, de M. Chabalier, chez laquelle il a été obligé d'en venir à la version après une application infructueuse de son forceps. Il ne nie pas que cette malade ait accouché depuis sans intervention de l'art; mais il fait observer que ce n'est pas M. Chabalier qui a porté ce fait à la connaissance de M. Delore, c'est un tiers inconnu qui n'a pu le renseigner qu'imparfaitement sur les conditions de l'accouchement.

2° Passant à l'observation de MM. Bardonnet et Chatelet, M. Chassagny déclare qu'on a eu tort d'attribuer la mort de l'enfant à une fracture fronto-pariétale. Il n'y a pas eu d'autopsie, on n'est donc pas autorisé à affirmer l'existence d'une pareille lésion. Une position occipito-postérieure sus-pubienne dans un bassin oblique ovalaire, constituait une difficulté qui ne s'était pas présentée la première fois.

3° Arrivant aux deux malades de la Charité, il montre que la première ne doit pas être donnée comme un exemple d'insuccès de l'appareil à traction soutenue. Il s'agissait là d'un cas d'extraction fœtale d'une difficulté excessive, et l'appareil, de l'aveu de M. Delore, n'a joué qu'un rôle très-effacé.

Quant à la seconde malade, la fracture du bassin n'a pu avoir lieu pendant l'application de l'appareil; elle a dû se produire pendant les tractions exercées sur l'enfant après la crâniotomie. M. Delore a tort de prétendre que les cordes aient pu, pendant les tractions, déchirer la partie supérieure de la vulve. Le point d'appui étant pris sur les genoux, une pareille lésion est impossible; il faudrait, pour qu'elle se produisît, prendre son point d'appui beaucoup plus haut, sur les épaules, par exemple.

M. Delore dit que cette déchirure a amené une hémorrhagie; c'est impossible. La section par la pression des cordes aurait-elle lieu, la plaie ainsi produite ne pourrait point donner de sang et présenterait les caractères de l'écrasement linéaire.

M. Chassagny regrette de n'avoir pas été présent à cette opération, il aurait montré à son confrère le moyen de réaliser la fixité du point d'appui, et 10 à 12 minutes de traction lui auraient suffi pour produire l'engagement de la tête ou constater son impossibilité.

Enfin, M. Delore a, dans le *Journal de médecine de Lyon*, rapporté l'observation d'une femme Bouvier, chez laquelle il y aurait eu, à la suite de l'application du forceps à traction soutenue, rupture des symphyses. M. Chassagny nie cet accident. La relation de cette observation a été faite par M. Gubian, un des médecins appelés, avec M. Chassagny, auprès de cette malade. Cette observation a été envoyée à l'Académie le 28 mai 1861, et publiée dans le *Moniteur des sciences* du 31 mai de la même année, et plus tarp dans la thèse du docteur Talichet. M. Gubian a, dans son observation, constaté que les tractions avaient été très-bien supportées. Au moment où le dégagement de la tête a été opéré, l'enfant donnait signe de vie; mais les épaules étaient retenues dans le bassin, et pour venir à bout de les dégager, il a fallu exercer sur la tête des tractions énergiques avec une serviette qu'on avait passée sous le menton, en en ramenant les deux chefs en arrière, sur la nuque. C'est pendant cette manœuvre que l'enfant est mort et que s'est produite la déchirure du périnée. Le rétablissement de la mère a été rapide et son prolapsus utérin doit être attribué à la rupture du périnée, qui n'était pas le fait du forceps.

C'est six ans après que M. Delore a eu occasion de voir cette malade et de constater son prolapsus utérin, et

M. Chassagny ne comprend pas comment il a pu être renseigné sur les accidents qu'il déclare s'être produits pendant l'accouchement.

M. Delore, répondant à M. Chassagny, fait remarquer qu'il est quelquefois difficile, immédiatement après l'accouchement, de reconnaître une fracture du bassin, et il comprend qu'elle ait pu passer inaperçue pour les premiers observateurs, qui n'ont eu l'occasion de voir la malade que pendant quelques jours, après l'opération. Les données qui l'ont conduit à rédiger la note publiée sur la femme Bouvier lui ont été fournies par l'examen direct et par des renseignements qu'il pouvait croire positifs. Il serait heureux cependant de rétracter ses assertions s'il lui était démontré qu'il a été induit en erreur par de faux renseignements.

M. Chassagny déclare d'ailleurs qu'il n'y a pas eu d'hémorrhagie pendant l'accouchement, et il ne peut comprendre qu'on lui ait fait exercer des tractions consécutives pendant trois heures, devant une complication de cette nature, alors que ces tractions ont été exercées pendant un temps beaucoup plus court et avec des temps d'arrêt.

M. Chassagny, en terminant la discussion, dénie toute valeur aux renseignements fournis par la malade et déclare qu'avant de formuler une assertion aussi grave, M. Delore aurait dû s'adresser, pour rédiger son observation, aux médecins présents à l'accouchement. (Séance du 10 juillet.)

Quelque atténué que puisse être ce procès-verbal, il suffit parfaitement pour rétablir la vérité des faits et prouver :

1° Que M. Delore n'a pu connaître que par des tiers

les deux premiers faits qu'il m'oppose, et que par conséquent il n'a pu en apprécier les difficultés.

2° Que M. Delore n'a appliqué mon appareil à la Charité que dans deux cas extrêmes et avec des bassins qui rendaient l'accouchement absolument impossible.

3° Que l'on n'a jamais constaté aucune lésion produite par les cordes ou le coulant de mon appareil.

4° Que sur plus de deux cents applications de mon forceps, que M. Delore a pu parfaitement contrôler, il a pu en signaler quelques-unes où ma méthode a été insuffisante, mais pas une seule où elle ait été nuisible.

5° Enfin, que le fait de Mme Bouvier est cité d'une manière tout à fait contraire à la vérité et qu'il constitue un des cas les plus probants en faveur de la méthode des tractions soutenues.

www.ingramcontent.com/pod-product-compliance
Ingram Content Group UK Ltd.
Pitfield, Milton Keynes, MK11 3LW, UK
UKHW022000260726
13994UKWH00004B/1861